BEI GRIN MACHT SICH IHR WISSEN BEZAHLT

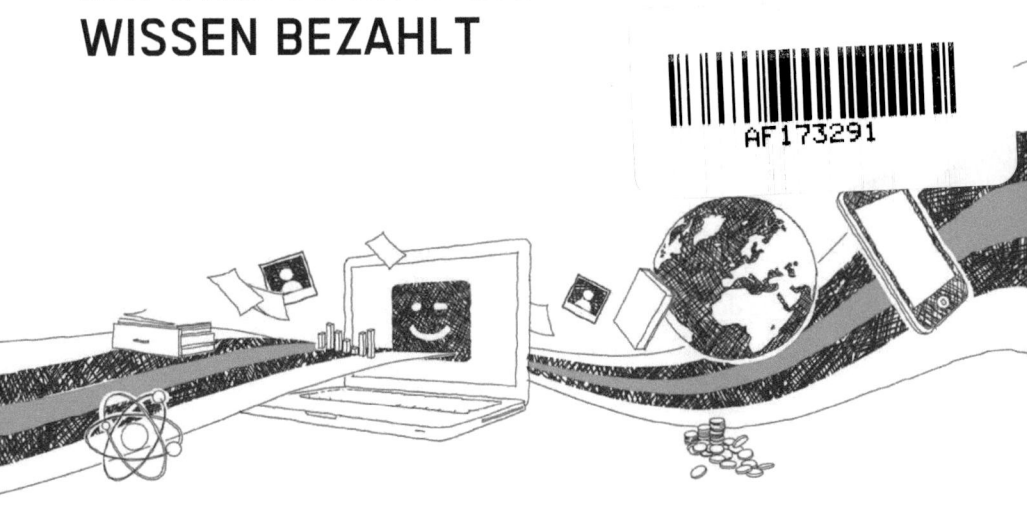

Bibliografische Information der Deutschen Nationalbibliothek:

Die Deutsche Bibliothek verzeichnet diese Publikation in der Deutschen National-
bibliografie; detaillierte bibliografische Daten sind im Internet über http://dnb.d-
nb.de/ abrufbar.

Impressum:

Copyright © 2017 GRIN Verlag, Open Publishing GmbH
Druck und Bindung: Books on Demand GmbH, Norderstedt Germany
ISBN: 9783668565647

Dieses Buch bei GRIN:

http://www.grin.com/de/e-book/378769/betriebliche-gesundheitsfoerderung-
theorie-und-praktische-umsetzung-im

Alexander Bodev

Betriebliche Gesundheitsförderung. Theorie und praktische Umsetzung im eigenen Unternehmen

GRIN Verlag

GRIN - Your knowledge has value

Der GRIN Verlag publiziert seit 1998 wissenschaftliche Arbeiten von Studenten, Hochschullehrern und anderen Akademikern als eBook und gedrucktes Buch. Die Verlagswebsite www.grin.com ist die ideale Plattform zur Veröffentlichung von Hausarbeiten, Abschlussarbeiten, wissenschaftlichen Aufsätzen, Dissertationen und Fachbüchern.

Besuchen Sie uns im Internet:

http://www.grin.com/

http://www.facebook.com/grincom

http://www.twitter.com/grin_com

Hochschule für angewandtes Management HAM

Master BWL (Medien- und Online Marketing)
Sommersemester 2017
Seminar: Aktuelle Forschungsfragen der Wirtschaftswissenschaft

Betriebliche Gesundheitsförderung – Literaturstudie und Möglichkeiten der Implementation in den eigenen Unternehmenskontext

Vorgelegt von Alexander Bodev

Tag der Einreichung
23.08.2017

Inhaltsverzeichnis

I Tabellenverzeichnis

1. Einleitung

„Gesunde Arbeiter kosten Geld – Kranke ein Vermögen"[1]. Dieses bekannte Zitat mag ein wenig überspitzt klingen, doch trifft es im Kern eine wichtige Aussage. Der körperliche und geistige Zustand ist entscheidend für die Leistungsfähigkeit im Beruf. Gesunde Arbeitskräfte sind das Fundament für jeglichen Erfolg einer Unternehmung. Umso überraschender ist es, dass noch immer einige Unternehmen die Notwendigkeit einer betrieblichen Gesundheitsförderung nicht erkannt haben. Dabei scheint dieses Thema aktueller denn je zu sein. Die Globalisierung und der technologische und wirtschaftliche Fortschritt hat unsere Gesellschaft in den letzten Jahrzehnten radikal verändert. Insbesondere in Deutschland spielt zudem der demographische Wandel eine gewichtige Rolle. Diese veränderten Rahmenbedingungen verursachen auch einen anhaltenden Wandlungsprozess in der Erwerbsarbeit. Die rein körperliche Belastung verliert immer mehr an Bedeutung. An ihrer Stelle treten nun Erfolgsdruck, steigende Verantwortung und psychische Belastung. Außerdem scheinen Grenzen zwischen Arbeits- und Privatleben immer mehr zu verschmelzen. Die modernen Organisationsformen lassen oftmals eine deutliche Trennung der ehemals klar unterteilten Lebensbereiche gar nicht mehr zu. Dieser Prozess hat zur Folge, dass Erholung und Reproduktion oftmals zu kurz kommen. Das eigene Zuhause als klar definierter Rückzugsraum von Arbeit und Stress geht immer mehr verloren. Leittragende sind nicht nur die Mitarbeiter selbst, sondern auch die Unternehmen. Fehlende Motivation, hohe Krankenstände und eine immer größer werdende Fluktuation können deutliche Warnzeichen sein[2]. Deswegen widmen inzwischen viele Betriebe der Gesundheit ihrer Mitarbeiter vermehrt Aufmerksamkeit. Dabei wird überprüft, wie gesundheitsverträglich Abläufe, Kommunikation und Arbeitsbedingungen im Betrieb sind. Die Förderung von Gesundheit und Wohlbefinden ist der erste Schritt, um die eigene wirtschaftliche Produktivität zu steigern. Neben den Unternehmen ist der Staat ein weiterer wichtiger Akteur. Er schafft die notwendigen rechtlichen Rahmenbedingungen für die betriebliche Gesundheitsförderung. Des Weiteren spielen auch internationale Organisationen eine größere Rolle[3]. Der Schwerpunkt der vorliegenden Arbeit wird eine theoretische Bearbeitung der verschiedenen Teilaspekte der betrieblichen Gesundheitsförderung sein. Daneben wird der Versuch unternommen ein eigenes mögliches Forschungsdesign zu erstellen. In den nun folgenden Kapiteln werden zunächst die Zielsetzung und der Aufbau der vorliegenden Arbeit erläutert.

---

1   Vgl. Mehlich/Pfannstiel 2016, S. 226
2   Vgl. Bode 2012, S. 1-3
3   Vgl. Bode 2012, S. 1-3

1.1 Zielsetzung der Arbeit

Die vorliegende Arbeit soll in erster Linie einen umfassenden und verständnisvollen Überblick über die Kernthematik der betrieblichen Gesundheitsförderung geben. Es handelt sich dabei um eine Teildisziplin des sogenannten Diversity Management. Der Schwerpunkt wird auf einen theoretischen Teil gesetzt, der durch eine umfassende Literaturrecherche gekennzeichnet ist. Dadurch soll der aktuelle Stand der Wissenschaft ermittelt werden. Im nächsten Schritt wird aufbauend auf den gesammelten Informationen ein mögliches Forschungsdesign erstellt, das auf den eigenen Unternehmenskontext implementiert wird. Eine tatsächlich stattfindende praktische und empirische Ausarbeitung dieses Schrittes ist nicht Ziel dieser Arbeit. Vielmehr steht das allgemeine Verständnis und eine wissenschaftliche Bearbeitung der betrieblichen Gesundheitsförderung im Zentrum der Betrachtung.

1.2 Aufbau der Arbeit

Wie bereits angeführt, ist die Basis dieser Arbeit eine umfassende Literaturrecherche. Dieser Teil beginnt mit der Erläuterung und Einordnung der wichtigsten Begrifflichkeiten. Neben der betrieblichen Gesundheitsförderung wird auch das übergeordnete Fachgebiet des Diversity Management erläutert. Auf die anfängliche Klärung der Begrifflichkeiten folgt eine tiefere Betrachtung der Thematik. Einzelne Teilaspekte wie die historische Entwicklung, verschiedene Maßnahmen oder rechtliche Rahmenbedingungen werden näher beleuchtet. Nachdem die Basisrecherche der relevanten Literatur abgeschlossen ist, folgt der Entwurf eines eigenen möglichen Forschungsdesigns, welches Handlungsempfehlungen für eine mögliche praktische Umsetzung geben wird. Abgeschlossen wird die vorliegende Arbeit mit der Zusammenfassung der Ergebnisse und einem kurzen Ausblick für zukünftige Entwicklungen.

2. Begrifflichkeiten

2.1 Diversity

„Diversity" ist ein englischer Begriff und kann ins Deutsche mit „Vielfalt", „Vielfältigkeit" oder „Manigfaltigkeit" übersetzt werden[4]. Im Bereich des Personalwesens beschreibt der Begriff die zahlreichen Unterschiede zwischen verschiedenen Menschen. Somit wird Diversity hierbei eher als „Verschiedenheit", „Andersartigkeit", „Ungleichheit" oder „Individualität" verstanden[5]. „Diversity" drückt sich in sechs verschiedene primäre Dimensionen aus. Diese sind Alter, Geschlecht, ethnisch-kulturelle Prägung, Behinderung, sexuelle Orientierung und Religion bzw. Weltanschauung[6]. Neben der Unterschiedlichkeit zwischen Menschen existieren natürlich auch viele gemeinsame Eigenschaften oder andere Verbundenheiten. Knapp und treffend wird Diversity von Bambach/Kuhn-Fleuchaus definiert. Diversity „beschreibt die Tatsache, dass sich Menschen auf vielerlei Art und Weise unterscheiden - oder gleichen"[7].

2.2 Diversity Management

Diversity Management hat seinen Ursprung in den USA. Dort entwickelte es sich im Laufe der langjährigen Diskussionen um Gleichstellung und Antidiskriminierung[8]. Steinbacher definiert Diversity Management als Konzept, das die Auswirkungen von Diversity der Mitarbeiter bewältigt. Dabei bezieht er sich auf Religion, Alter, Herkunft und Geschlecht. Ziel muss es sein, die richtigen Bedingungen zu schaffen, damit Vielfalt auch als Chance genutzt werden kann. Das bedeutet die Entfaltung von Leistungsfähigkeit und die Erhöhung von Arbeitsmotivation und Zufriedenheit[9].

Döge definiert wie folgt: „Managing Diversity zielt darauf, in Organisationen Bedingungen herzustellen, die es allen Personen ermöglicht, unabhängig von soziokulturellen und körperlichen Unterschieden ihr Leistungspotenzial, ihre Kompetenzen und ihre Kreativität optimal ein- und zur Geltung bringen zu können"[10].

---

4 Vgl. Aretz/Hansen 2002, S. 10
5 Vgl. Aretz/Hansen 2002, S. 10
6 Vgl. Stuber 2006, S.35
7 Bambach/Kuhn-Fleuchaus 2011, S. I
8 Vgl. Steinbacher 2009, S. 89
9 Vgl. Steinbacher 2009, S. 90
10 Vgl. Döge 2004, S. 12

Diese Definitionen lassen klar erkennen, dass Diversity Management neben der Antidiskriminierung der Mitarbeiter ganz klar einen Schritt weiter geht. Unternehmen möchten ebenfalls einen betriebswirtschaftlichen Nutzen aus ihren Handlungen und Maßnahmen ziehen. Somit wird eine Situation angestrebt, in der sowohl Unternehmer als auch Mitarbeiter einen Mehrwert für sich schaffen.

Eine abschließend treffende und für diese Arbeit gültige Definition formuliert Stuber: „Als Instrument der Unternehmensführung beschreibt Diversity („Managing Diversity") die Gesamtheit der Maßnahmen, die dazu führen, dass Unterschiedlichkeiten in und von einer Organisation anerkannt, wertgeschätzt und als positive Beiträge zum Erfolg genutzt werden. Es geht also um die gezielte interne und externe Berücksichtigung sowie die bewusste Einbeziehung und Förderung aller unterschiedlichen Stakeholder zur Steigerung des Erfolges eines Unternehmens oder einer Organisation"[11].

2.3 Betriebliches Gesundheitsmanagement (BGM)

Das betriebliche Gesundheitsmanagement (BGM) kombiniert die gesetzlichen Arbeitsschutzvorschriften mit der freiwilligen betrieblichen Gesundheitsförderung (BGF). Dabei spielen auch die korrespondierenden Rahmenbedingungen und die Wahrnehmung von Fürsorgepflichten eine gewichtige Rolle[12]. Eine wesentliche Grundlage des BGM ist die von der Weltgesundheitsorganisation (WHO) formulierte Definition von Gesundheit aus dem Jahre 1946. Laut WHO ist Gesundheit „ein Zustand des vollständigen körperlichen, geistigen und sozialen Wohlergehens und nicht nur das Fehlen von Krankheit oder Gebrechen"[13]. Um diesen Zustand zu erhalten, verfolgt das BGM bestimmte Zielsetzungen wie die Vermeidung von unnötigen arbeitsbedingten körperlichen Belastungen, eine gesunde Ernährung oder die Reduzierung von Genuss- und Suchtmittelkonsum. Ein weiteres wichtiges Ziel ist die Erhaltung der psychischen Gesundheit. Hierfür unterteilt sich das BGM in spezifische Forschungsfelder wie das Stressmanagement oder die gesundheitsbedingte Mitarbeiterführung[14].

In der Fachliteratur findet sich eine Vielzahl an Definitionen für BGM. Wienemann formuliert es wie folgt: „Betriebliches Gesundheitsmanagement ist die bewusste Steuerung und Integration aller betrieblichen Prozesse mit dem Ziel der Erhaltung und Förderung der Gesundheit

---

11 Stuber 2006, S. 20
12 Vgl. Richter 2009, S. 36
13 WHO 2005
14 Vgl. Scholz 2014, S. 674

4

und des Wohlbefindens der Beschäftigten. BGM bedeutet, die Gesundheit der Mitarbeiterinnen und Mitarbeiter als strategischen Faktor in das Leitbild und in die Kultur sowie in die Strukturen und Prozesse der Organisation einzubeziehen. Es handelt sich also um eine Managementaufgabe"[15]. Die Definition nach Wegner ist etwas knapper formuliert. Er sieht BGM als „die systematische, zielorientierte und kontinuierliche Steuerung aller betrieblichen Prozesse, mit dem Ziel Gesundheit, Leistung und Erfolg für den Betrieb und alle seine Beschäftigten zu erhalten und zu fördern"[16].

2.4 Betriebliche Gesundheitsförderung

Wie bereits erwähnt, ist die betriebliche Gesundheitsförderung (BGF) kein Synonym für das betriebliche Gesundheitsmanagement (BGM). Insbesondere in nicht wissenschaftlichen Arbeiten oder Artikeln wurde dieser Fehler häufiger gefunden. Vielmehr stellt BGF ein Teilgebiet des BGM dar.

Die BGF bezieht sich meist auf einzelne und konkrete Maßnahmen. Eine häufig angewendete methodische Vorgehensweise ist die Verhaltensmodifikation. Sie beinhaltet klassische Instrumente wie die Bewegungsförderung, Sucht- und Stressbewältigung oder auch Ernährung. Hierzu zählen auch zeitlich befristete Aktionen wie die Einrichtung eines Gesundheitszirkels[17]. Neben der Verhaltensmodifikation ist die Verhaltensprävention von großer Bedeutung. Sie beinhaltet hauptsächlich gesundheitsfördernde Verbesserungen der Arbeitsbedingungen wie Gestaltung der Arbeitsplätze oder Ergonomie[18]. Die dritte wichtige Vorgehensweise ist die System- bzw. Organisationsprävention. Hierbei steht die Gestaltung bestimmter Aktionen, wie teambildende Workshops oder Mobbingprävention, im Vordergrund. Das Ziel ist die Schaffung eines gesunden Betriebsklimas[19].

Für die betriebliche Gesundheitsförderung existiert eine Vielzahl an Definitionen. Eine Sonderrolle nimmt dabei sicherlich die „Luxemburger Deklaration zur Gesundheitsförderung" ein. Sie wurde von allen Mitgliedsstaaten der EU sowie der Schweiz unterzeichnet. Ihre Definition ist wie folgt formuliert: „Betriebliche Gesundheitsförderung (BGF) umfasst alle gemeinsamen Maßnahmen von Arbeitgebern, Arbeitnehmern und Gesellschaft zur Verbesse-

---

15 Wienemann 2002, S. 3
16 Wegner 2009, S. 31
17 Vgl. Badura et al. 1999, S.17
18 Vgl. Meyer/Tirpitz 2008, S. 2
19 Vgl. Meyer/Tirpitz 2008, S. 2

rung von Gesundheit und Wohlbefinden am Arbeitsplatz"[20].

Dieses Ziel soll durch die Verknüpfung folgender Ansätze erreicht werden:

▶ Verbesserung der Arbeitsorganisation und der Arbeitsbedingungen
▶ Stärkung persönlicher Kompetenzen
▶ Förderung einer aktiven Mitarbeiterbeteiligung[21].

Tabelle 1: Ansätze der betrieblichen Gesundheitsförderung

Die Definition nach Gerlinger und Rosenbrock beinhaltet neben dem Thema Gesundheit auch den wirtschaftlichen Aspekt. Er versteht unter BGF „systemische Interventionen in privaten und öffentlichen Betrieben, durch die gesundheitsrelevante Belastungen gesenkt und Ressourcen vermehrt werden sollen"[22]. Darüber hinaus ist nach Brandenburg Gesundheitsförderung „ein ständiger, der regelmäßigen Erfolgskontrolle und kontinuierlicher Erfolgskontrolle unterliegender Prozess"[23].

3. Theoretische Einordnung der betrieblichen Gesundheitsförderung

3.1 Historische Entwicklung

Zu Beginn der industriellen Revolution spielten gesundheitsfördernde Maßnahmen höchstens eine Nebenrolle. Das sollte sich aber mit der Zeit ändern, schließlich waren Arbeitsunfälle damals bei weitem keine Seltenheit, sondern standen hingegen an der Tagesordnung. Deswegen entstanden zu dieser Zeit schon erste Vorschriften für Schutzkleidung, Maschinensicherheit oder Lärmreduzierung. Somit sollte zumindest eine Grundsicherheit am Arbeitsplatz gewährleistet werden. Diese zum größten Teil noch immer mangelhaften Maßnahmen beschränkten sich außerdem nur auf die physische Ebene. Das psychische Wohlbefinden der Arbeiter sollte erst viel später Beachtung finden[24].

Ohne allgemein geltende Regelungen oder Definitionen, oblagen gesundheitsfördernde Maß-

---

20 Deutsches Netzwerk für Betriebliche Gesundheitsförderung 2011
21 Deutsches Netzwerk für Betriebliche Gesundheitsförderung 2011
22 Rosenbrock 2006, S. 21
23 Brandenburg 1999, S. 72
24 Vgl. Betriebliche Gesundheitsförderung (o.D)

nahmen dem Wohlwollen der Unternehmer. Die erste Grundlage für eine globale Gesundheitsförderung legte die WHO kurz nach dem zweiten Weltkrieg mit ihrer Definition von Gesundheit. In den nächsten Jahrzehnten sollte die WHO der prägende Akteur auf internationaler Bühne sein. So war die 30. Weltgesundheitsversammlung aus dem Jahre 1977 ein weiterer wichtiger Meilenstein für die Entwicklung der Gesundheitsförderung. Dort wurde bekräftigt, dass Gesundheit als „grundlegendes Menschenrecht" zu verstehen ist[25]. Bereits ein Jahr später folgte die Konferenz von Alma-Ata. An ihr beteiligten sich Delegationen aus 123 Regierungen sowie 67 unabhängige Organisationen[26]. Der erarbeitete Beschluss aus der ehemaligen kasachischen Hauptstadt hat „einen wesentlichen Anstoß für einen Paradigmenwechsel in der Auseinandersetzung um die öffentliche Gesundheitsfürsorge gegeben. Die dort formulierte Erklärung zu „Gesundheit für alle im Jahr 2000" rückte erstmals soziokulturelle, ökonomische und gesellschaftspolitische Lebensbedingungen in den Mittelpunkt der Betrachtung"[27]. Das entscheidende historische Ereignis für die betriebliche Gesundheitsförderung stellt aber mit Sicherheit die „Ottawa-Charta" dar.

3.1.1 Die Ottawa-Charta

Im Jahre 1986 wurde im kanadischen Ottawa die erste internationale Konferenz zur Gesundheitsförderung abgehalten. Die von der WHO initiierte Konferenz wollte in erster Linie eine Antwort auf die gewachsenen Erwartungen einer neuen öffentlichen Gesundheitsbewegung geben. Neben der vorrangigen Diskussion um Erfordernisse in Industrieländern wurden auch Probleme anderer Regionen erörtert. Die Deklaration von Alma-Alta und die darin erzielten Fortschritte im Bereich der gesundheitlichen Grundbetreuung dienten dafür als Grundlage[28]. Abgeschlossen wurde die Konferenz mit der Verabschiedung eines Schlussdokuments, der sogenannten Ottawa-Charta. Sie beinhaltet die Definition von Gesundheitsförderung.

Die Charta definiert wie folgt:

„Gesundheitsförderung zielt auf einen Prozess, allen Menschen ein höheres Maß an Selbstbestimmung über ihre Gesundheit zu ermöglichen und sie damit zur Stärkung ihrer Gesundheit zu befähigen. Um ein umfassendes körperliches, seelisches und soziales Wohlbefinden zu er-

---

25 Vgl. Wegener 2013
26 Vgl. Widmer 1997
27 Hurrelmann/Schmidt 2000, S. 350
28 Vgl. Faller 2016, S. 39

langen, ist es notwendig, dass sowohl einzelne als auch Gruppen ihre Bedürfnisse befriedigen, ihre Wünsche und Hoffnungen wahrnehmen und verwirklichen sowie ihre Umwelt meistern bzw. verändern können. In diesem Sinne ist die Gesundheit als ein wesentlicher Bestandteil des alltäglichen Lebens zu verstehen und nicht als vorrangiges Lebensziel. Gesundheit steht für ein positives Konzept, das in gleicher Weise die Bedeutung sozialer und individueller Ressourcen für die Gesundheit betont wie die körperlichen Fähigkeiten. Die Verantwortung für Gesundheitsförderung liegt deshalb nicht nur bei dem Gesundheitssektor sondern bei allen Politikbereichen und zielt über die Entwicklung gesünderer Lebensweisen hinaus auf die Förderung von umfassendem Wohlbefinden hin"[29].

Neben einer Definition von Gesundheitsförderung formuliert die Ottawa-Charta auch strategische Handlungsempfehlungen:

• Die Herstellung gesundheitsgefährdender Produkte und die Erschöpfung von Ressourcen muss vermieden werden. Ebenso soll Bestrebungen entgegengewirkt werden, die auf ungesunde Umwelt- und Lebensbedingungen gerichtet sind. Dabei sollen Fragen des öffentlichen Gesundheitsschutzes in den Mittelpunkt der öffentlichen Aufmerksamkeit gestellt werden.
• Der Abbau und die Bekämpfung von Vorschriften und Gepflogenheiten, die für gesundheitliche Unterschiede innerhalb der Gesellschaft verantwortlich sind.
• Die Anerkennung der Menschen als Träger ihrer eigenen Gesundheit. Sie müssen dabei unterstützt werden, sich selbst und ihre Familie gesund erhalten zu können. Als entscheidender Partner in Bezug auf Wohlbefinden und Gesundheit dienen dabei die Gemeinde und soziale Organisationen. Sie müssen in ihrer Rolle akzeptiert und unterstützt werden.
• Die Gesundheitsdienste müssen mit anderen Sektoren, anderen Disziplinen und mit der Bevölkerung zusammenwirken. Dabei müssen genug Mittel für die Gesundheitsförderung zur Verfügung gestellt werden.
• Die Gesundheit ist eine wichtige gesellschaftliche Investition und Herausforderung. Die globalen Lebensweisen müssen mit ihr im Einklang sein[30].

Die Ottawa-Charta ist bis heute ein wichtiges und oft zitiertes Dokument. Viele darauf folgende Entwicklungen bauten auf den Leitsätzen der Ottawa-Charta auf. Inzwischen ist dieses

---

29 Wegener 2013
30 Vgl. WHO o.D.

wichtige Dokument zu einem weltweiten Grundlagen-Programm für Gesundheitsförderung geworden, das insbesondere die Selbstbestimmungsrechte der Bürgerinnen und Bürger in den Mittelpunkt der Gesundheitspolitik stellt[31].

3.1.2 Die Luxemburger Deklaration

Die Luxemburger Deklaration wurde im Jahr 1997 verabschiedet und ist eine Erklärung der Europäischen Union zur betrieblichen Gesundheitsförderung. Im Gegensatz zu der Ottawa-Charta, die stärker auf Gesundheit als eigenen Wert ausgerichtet ist, argumentiert die Luxemburger Deklaration ausdrücklich vor dem Hintergrund eines wirtschaftspolitischen Interesses. Somit soll Gesundheitsförderung ihr Hauptaugenmerk auf die Leistungsfähigkeit von Betrieben setzen[32]. BGF kann somit auch als moderne Unternehmensstrategie verstanden werden. Dabei wird das Hauptziel verfolgt, dass gesunde Mitarbeiter in gesunden Organisationen arbeiten. Um das zu ermöglichen, wird sich auf vier Leitlinien konzentriert:

- *Partizipation:* Die gesamte Belegschaft wird eingebunden.
- *Integration:* Das BGM wird bei allen wichtigen Entscheidungen und allen wichtigen Unternehmensbereichen berücksichtigt.
- *Projektmanagement:* Alle Maßnahmen und Programme werden systematisch durchgeführt. (Analyse, Planung, Ausführung, Kontrolle und Bewertung)
- *Ganzheitlichkeit:* BGF beinhaltet verhaltens- und verhältnisorientierte Maßnahmen[33].

3.2 Der Demographische Wandel

Wenn man sich die Gründe, die für eine betriebliche Gesundheitsförderung sprechen, vor Augen führt, nimmt der demographische Wandel eine zentrale Stellung ein. Er beschreibt die Veränderung der Altersstruktur der Bevölkerung eines Landes. Insbesondere in Deutschland ist dieser Begriff ein viel diskutiertes Thema in Politik und Gesellschaft. Das liegt in erster Linie daran, dass Deutschland eine deutliche Alterung der Gesellschaft bevorsteht, was natürlich

---

31 Vgl. Gesundheits 2016
32 Vgl. Faller 2016, S. 30 ff.
33 Vgl. Wegener 2013

große Herausforderungen mit sich bringen wird[34]. Die Hauptgründe für diese Entwicklung ist eine sinkende Geburtenrate und eine steigende Lebenserwartung. Der einzige Faktor, der diesen Trend spürbar abbremst ist eine anhaltende Migration. Im Jahr 2050 wird nach heutigen Schätzungen der Anteil der über 60-Jährigen von momentan 25, auf dann 37 Prozent ansteigen[35].

Diese Entwicklung wird sehr große Auswirkungen auf den Arbeitsmarkt haben. Die Alterung der Gesamtbevölkerung verursacht im Umkehrschluss eine Alterung der arbeitenden Personen. Bereits im Jahr 2020 wird jeder dritte Beschäftige 50 Jahre und älter sein[36]. Ein daraus resultierender Effekt ist der Fachkräftemangel. Dieser ist schon heute deutlich spürbar und wird sich in Zukunft noch vergrößern. Jedes Unternehmen wird sich auf die veränderten Rahmenbedingungen einstellen müssen[37].

Eine alternde Belegschaft ist erfahrungsgemäß öfter krank und und verbucht mehr Fehlzeiten. Ein betriebliche Gesundheitsförderung wird somit in Zukunft unabdingbar. Ziel muss es sein, „die Arbeits- und Beschäftigungsfähigkeit der Mitarbeiter langfristig zu fördern und zu erhalten"[38]. Bei solchen Maßnahmen darf nie vergessen werden, dass eine Alterung der Beschäftigten nicht zwangsläufig ein Nachteil sein muss. Ganz im Gegenteil, denn ältere Mitarbeiter sind im Unternehmen häufig zuverlässig, sozial kompetent, qualitätsbewusst und unverzichtbare Wissensträger. Somit stellt eine ganzheitliche betriebliche Gesundheitsförderung keine Schadensbegrenzung da, sondern ist eine geeignetes Mittel um die Qualität und Kompetenz im Unternehmen zu fördern und bewahren[39].

Die Herausforderungen des demographischen Wandels werden nicht verschwinden, aber BGF wird ein wichtiges Instrument darstellen, um eben diese zu meistern. Welche konkreten Maßnahmen damit verbunden sind, wird in einem späteren Unterpunkt erläutert.

3.3 Rechtliche Grundlagen

Wenn in der Fachliteratur die Frage nach den rechtlichen Rahmenbedingungen beantwortet werden soll, wird meist eine Gegenüberstellung zwischen dem klassischen Arbeits- und Gesundheitsschutz (AGS) und der BGF vorgenommen. In der Tat haben AGS und BGF in

---

34 Vgl. Lexikon der Nachhaltigkeit 2015
35 Vgl. Lexikon der Nachhaltigkeit 2015
36 Vgl BGM Manufaktur 2015
37 Vgl. Initiative Fachkräfte 2017
38 BGM Manufaktur 2015
39 BGM Manufaktur 2015

Deutschland eine unterschiedliche Entstehungsgeschichte. Eine Betrachtung der jeweiligen rechtlichen Grundlagen macht dies deutlich[40]. Das Recht des Arbeitsschutzes ist durch zwingende Verhaltenspflichten gekennzeichnet. Wenn z.b. in einem Betrieb die Gefahr einer körperlichen Verletzung durch stolpern oder sonstiges besteht, verlangt das Arbeitsschutzrecht, dass diese Gefahr sofort und mit allen Mitteln beseitigt wird. Dabei ist das Arbeitsrecht nicht nur ein zwingend zu beachtendes Recht, sondern auch ein rechtliches Instrument. Gesundheitsgefährdende Gefahren können auch zwangsweise durch die entsprechende Aufsicht behoben werden. Diese Vorgaben sind deshalb so strikt, weil sich das Arbeitsschutzrecht auf das Grundrecht auf Leben und körperliche Unversehrtheit nach Art. 2 Abs. 2 Grundgesetz beruft[41].

Im Gegensatz dazu unterliegt die BGF dem Prinzip der Freiwilligkeit. Beide Parteien, sowohl Arbeitnehmer als auch Arbeitgeber, können nicht zu BGF-Maßnahmen gezwungen werden. Vielmehr müssen handelnde Akteure überzeugt und motiviert sein. Nichtsdestotrotz oder gerade deswegen hat der Gesetzgeber in letzter Zeit deutliche Akzente gesetzt, um Strukturen und Anreize für eine betriebliche Gesundheitsförderung zu schaffen. So verpflichtet der nach dem Präventionsgesetz neugefasste § 20b SGB V die Krankenkassen dazu, Leistungen für die Stärkung gesundheitsförderlicher Strukturen anzubieten. „Weiter hält § 65a Abs. 2 SGB V die Krankenkassen dazu an, einen Beitragsbonus an Versicherte und Arbeitgeber für Maßnahmen der Gesundheitsförderung auszuschütten"[42]. Außerdem wurden mit dem Jahressteuergesetz 2009 weitere Anreize geschaffen, indem es gesundheitsfördernde Maßnahmen steuerlich begünstigt[43].

In der Theorie folgen AGS und BGF zwei unterschiedlichen gesetzlichen Logiken. In der betrieblichen Praxis hingegen sind beide Bereiche zunehmend miteinander verwoben. Dies liegt in erster Linie am Europäischen Arbeitsschutzgesetz (ArbSchG). Dieses Gesetz orientiert sich mehr an den spezifischen betrieblichen Bedingungen und lässt sich somit besser mit der betrieblichen Gesundheitsförderung kombinieren. Insbesondere § 4 Nr. 3 ArbSchG liefert bewährten Maßnahmen der BGF eine arbeitswissenschaftliche Legitimation[44].

---

40 Vgl. Faller 2016, S. 58
41 Vgl. Faller 2016, S. 58
42 Faller 2016, S. 58
43 Vgl. Faller 2016, S. 58
44 Vgl. Faller 2016, S. 58 ff.

4. Instrumente der BGF

Es existiert eine große Anzahl an verschiedenen gesundheitsfördernden Instrumenten. Sie dienen entweder der Analyse der gegenwärtigen Situation oder der Umsetzung von geeigneten Maßnahmen. Für eine dauerhafte Qualitätssicherung ist es zusätzlich empfehlenswert eine Evaluation der angewandten Maßnahmen durchzuführen. Zu den analytischen Instrumenten zählen beispielsweise Gesundheitsberichte, Gesundheitszirkel, Mitarbeiterbefragungen, Kantinendiagnosen oder auch ergonomische Analysen. Für die Umsetzung geeigneter Maßnahmen stehen Instrumente wie Führungskräfteseminare, Ernährungskurse, Rückenschulen, Arbeitsplatzgestaltungen oder auch die Entwicklung von Suchtprophylaxe zur Verfügung. Die ausführliche Bearbeitung aller Instrumente würde den Rahmen dieser Arbeit deutlich sprengen, deswegen werden mit dem Gesundheitszirkel (Analyse) und der Arbeitsplatzgestaltung (Umsetzung) nur zwei Instrumente näher beleuchtet[45].

4.1 Gesundheitszirkel

Ein sehr häufig angewandtes Konzept der betrieblichem Gesundheitsförderung ist der sogenannte Gesundheitszirkel. Dieses Gruppendiskussionsverfahren erhebt und bewertet die gegenwärtige Gesundheitssituation im Unternehmen. Dabei treffen sich je nach Art des Zirkels verschiedene Akteure eines Unternehmens und bilden eine fachlich übergreifende Kleingruppe. Innerhalb eines begrenzten Zeitraums, meistens sechs bist zehn Wochen, werden diese Sitzungen wiederholt. Die Moderation übernimmt meist eine geschulte externe Fachkraft. Innerhalb jeder Sitzung werden Arbeitsanforderungen, die nach Sicht der Mitarbeiter gesundheitlich beeinträchtigend sind, gesammelt und diskutiert. Im Anschluss werden Vorschläge erarbeitet, die eine Verringerung bzw. Beseitigung der gesammelten Arbeitsanforderungen zum Ziel haben[46].

Die personelle Zusammensetzung des Gesundheitszirkels kann beliebig variieren, wobei in der Praxis meist auf das Düsseldorfer und das Berliner Modell zurückgegriffen wird. Das von der Universität Düsseldorf entwickelte Modell besagt, dass neben den Mitarbeitern auch Vorgesetzte an dem Gesundheitszirkel teilnehmen. Neben einem externen Moderator sind außerdem Experten des Arbeitsschutzes und Mitarbeitervertreter anwesend. Die Teilnahme der

---

45 Vgl Gröben (o.D.)
46 Vgl. Hahnzog 2014, S. 28

Vorgesetzten hat den Vorteil, dass erarbeitete Lösungsvorschläge schneller angenommen und umgesetzt werden können. Ein negativer Effekt ist die mögliche Scheu der Mitarbeiter, ihre Probleme und Belastungen in Anwesenheit ihrer Vorgesetzten offen anzusprechen[47]. Das Berliner Modell wurde von der dort ansässigen Technischen Universität in Kooperation mit der Volkswagen AG entwickelt. Der große Unterschied dieses Ansatzes liegt in der Abwesenheit von Vorgesetzten innerhalb des Gesundheitszirkels. Alle Beteiligten entspringen der selben Hierarchieebene. Daneben hat sich wiederum ein externer Moderator als förderlich erwiesen. Das Berliner Modell vertritt den Grundgedanken, dass die Teilnehmer in Abwesenheit ihrer Vorgesetzten nicht gehemmt sind, alle ihre Belange auch wirklich zu formulieren. Im Umkehrschluss kann dies wiederum zu Nachteilen führen, denn Verbesserungen werden oftmals nicht direkt angegangen und müssen erst durch die Vorgesetzten legitimiert werden[48].

Unabhängig von dem gewählten Ansatz lässt sich der Ablauf eines Gesundheitszirkels in vier verschiedene Phasen unterteilen[49]:

Phase 1:
Die Beschäftigten erarbeiten die entscheidenden gesundheitsgefährdenden Faktoren. Besonders wichtig ist eine offene Gesprächsatmosphäre. Alle relevanten Themen können tabulos besprochen werden.
Phase 2:
Die Arbeit der beteiligten fokussiert sich auf die Lösungssuche. Es werden organisatorische, technische, ergonomische und personenbezogene Veränderungsideen entwickelt.
Phase 3:
Die Verbesserungsvorschläge des Gesundheitszirkels werden systematisiert. Danach findet eine Priorisierung zwischen den Verbesserungsvorschlägen statt. Ein konkreter Umsetzungsplan hilft dabei zu entscheiden, welche Ideen verwirklicht werden können und die größte Verbesserungswirkung mit sich bringen.
Phase 4:
Im letzten Schritt werden alle beschlossenen Maßnahmen präsentiert und erklärt. Die Ergebniszusammenfassung wird durch den neutralen Moderator vorgetragen. Eine nun erfolgreiche Implementierung ist natürlich in erster Linie von der Bereitschaft der Unternehmensführung abhängig[50].

Tabelle 2: Die vier Phasen eines Gesundheitszirkels

---

47 Vgl. Ballach 2013
48 Vgl. Ballach 2013
49 Vgl. Buchner (o.D.)
50 Vgl. Buchner (o.D.)

4.2 Arbeitszeitgestaltung

Eine ungesunde Arbeitszeitgestaltung verursacht übermäßige Ermüdung und Erschöpfung und kann somit zu gesundheitlichen und sozialen Beeinträchtigungen führen. Eine gesundheitsfördernde Gestaltung der Arbeitszeiten hilft dabei diese negativen Beeinträchtigungen zu minimieren. Außerdem sind flexiblere Arbeitszeiten förderlich für die Zufriedenheit und Motivation der Mitarbeiter[51].

Natürlich ist die Einführung von flexiblen Arbeitszeiten kein Selbstläufer, sondern vielmehr ein Balanceakt. Schließlich müssen die Interessen aller beteiligten Akteure gewahrt werden. Eine Neugestaltung der Arbeitszeiten muss sich neben den Mitarbeitern auch nach den Bedürfnissen der Vorgesetzten und Kunden richten. Daneben existieren ebenfalls rechtliche Rahmenbedingungen die eingehalten werden müssen. Trotzdem ist eine Flexibilisierung der Arbeitszeiten ein oft genutztes Instrument der betrieblichen Gesundheitsförderung. Nicht nur die Beschäftigten genießen dadurch Vorteile, sondern auch das Unternehmen selbst, denn flexible Arbeitszeiten können die Betriebs- und Servicezeit ausweiten und somit ihre Wettbewerbsfähigkeit verbessern[52].

Ein bewährtes Modell ist die Form der Gleitzeit. Neben einer Kernzeit, in der alle Beschäftigten anwesend sein müssen, erlaubt die Gleitzeit eine flexible zeitliche Gestaltung der restlichen Arbeitszeit. Dieses Modell fördert die Planbarkeit von Freizeit und ermöglicht eine bessere Koordination von familiären Verpflichtungen. Außerdem wird dadurch die Individualität der Mitarbeiter gesteigert, was sich wiederum positiv auf das seelische Befinden auswirken kann[53].

Eine Sonderrolle innerhalb der Arbeitszeitgestaltung nimmt die Nacht und Schichtarbeit ein. Sie stellt für die Beschäftigten neben der eigentlichen Arbeit eine zusätzliche Belastung dar. Der Organismus muss sich ständig auf wechselnde Schlaf- und Arbeitszeiten einstellen. Daneben besteht die Gefahr einer sozialen Isolation. Einen optimalen Schichtplan gibt es nicht, aber es existieren gesundheitsfördernde Gestaltungsempfehlungen. Es sollten nicht viele Nachtschichten aufeinander folgen und nach jeder Nachtschichtphase muss eine Ruhephase von mindestens 24 Stunden eingehalten werden. Daneben sind geblockte Freizeiten wesentlich sinnvoller als viele einzelne freie Tage. Insgesamt sollte Schichtarbeitern mehr Urlaubstage im Jahr zugestanden werden als einem normalen Wochenarbeiter[54].

---

51 Vgl. Gröben (o.D.)
52 Vgl. Gröben (o.D.)
53 Vgl. Gröben (o.D.)
54 Vgl. Gröben (o.D.)

Natürlich lassen sich nicht maßgeschneiderte Arbeitszeitmodelle auf jedes Unternehmen optimal übertragen. Eine aktive Einbindung der Beschäftigten bei Gestaltung und Umsetzung ist jedoch fast jedem möglich.

5. Implementation in den eigenen Unternehmenskontext

Nach Beendigung der theoretischen Literaturstudie, wird nun versucht ein Konzept der betrieblichen Gesundheitsförderung auf den eigenen Unternehmenskontext zu implementieren. Im Vordergrund steht dabei ein gewähltes Forschungsdesign, dass die nötigen Rahmenbedingungen für die Umsetzung von zielführenden Maßnahmen setzt. Deswegen ist es im ersten Schritt notwendig, den Ist-Zustand des Unternehmen zu definieren. Erst danach können geeignete Maßnahmen diskutiert und getroffen werden. Abgeschlossen wird die Implementation mit der regelmäßigen Kontrolle der Ergebnisse. Im nächsten Unterpunkt wird der Untersuchungsgegenstand kurz vorgestellt. Es handelt sich dabei um ein fiktives Unternehmen.

5.1 Vorstellung des Unternehmens

Das mittelgroße und sehr traditionsreiche Unternehmen ABC ist in seiner Branche einer der führenden Marktteilnehmer. Es beschäftigt derzeit ca. 300 Angestellte. Einige Mitarbeiter haben eine unterschiedliche Herkunft und die Geschlechterverteilung ist relativ ausgeglichen. Auffälligkeiten gibt es nur in der Altersstruktur. Im Unternehmen sind zwar alle Altersgruppen vertreten, doch es existiert eine Mehrheit an eher älteren Arbeitnehmern. Das liegt in erster Linie daran, dass viele Mitarbeiter schon sehr lange im Unternehmen sind. Die Identifikation mit den eigenen Mitarbeitern ist ein wichtiger Teil der Unternehmensphilosophie von ABC.

Kürzlich wurde ein neuer Leiter der Personalabteilung eingestellt. In seiner ersten großen Besprechung mit der Geschäftsführung machte er darauf aufmerksam, dass sowohl die Krankenstände als auch die Fehlzeiten überdurchschnittlich hoch im Unternehmen sind. Der Personalleiter vermutet als Ursachen einen hohen Altersdurchschnitt der Beschäftigten und eine mangelhafte betriebliche Gesundheitsförderung. Daraufhin war die Geschäftsführung fest dazu entschlossen, diese Vermutungen zu untersuchen und, wenn nötig, geeignete Maßnahmen in die Wege zu leiten.

5.2 Forschungsdesign

Um geeignete Maßnahmen zu entwickeln, bedarf es zunächst konkreter Informationen über den derzeitigen Zustand im Unternehmen. Deswegen ist der erste Schritt eine ausführliche Ist-Analyse. Durch diese lässt sich der weitere Handlungsbedarf ermitteln. Für eine möglichst aussagekräftige Ist-Analyse benötigt es eine empirische Datenerhebung. Ein bewährtes Mittel stellt dabei die klassische Mitarbeiterbefragung dar. Eine Befragung lässt sich auf verschiedene Art und Weise durchführen. Neben dem persönlichen Interview ist das Instrument des standardisierten Fragebogens eine gute Möglichkeit für eine ausführliche Datenerhebung[55]. Im Falle des Unternehmens ABC ist ein Fragebogen auf jeden Fall empfehlenswert, schließlich wären 300 separat durchgeführte Interviews mit einem erheblichen zeitlichen und organisatorischen Aufwand verbunden.

Neben der Mitarbeiterbefragung werden auch unternehmensinterne Aufzeichnungen und Statistiken sowie Zahlen der Krankenkassen als Datengrundlage dienen. Unter Berücksichtigung des Datenschutzes verknüpft die Krankenkasse ihre Zahlen über Häufigkeit und Verteilung gemeldeter Krankheitsfälle mit den Unternehmensdaten. Das Ergebnis ist ein detaillierter betrieblicher Gesundheitsbericht[56].

Auf die Erhebung der Daten folgt deren Auswertung. Dabei steht insbesondere die Frage im Mittelpunkt, ob es wie vermutet einen Zusammenhang zwischen dem Alter der Mitarbeiter und der Häufigkeit der Krankheitsfälle gibt. Daneben möchte der Personalleiter herausfinden, inwiefern die betriebliche Gesundheitsförderung im Unternehmen ausgebaut werden muss. Außerdem spielt die Motivation der Mitarbeiter und die damit verbundene Leistungsbereitschaft eine wichtige Rolle. Ein dafür geeignetes Design ist die hypothesen- und theorietestende Forschung. Dabei wird vorab eine Aussage getroffen, die später als Hypothese geprüft werden soll. Es werden Situationen gesucht, bei denen sowohl eine Wenn- als auch eine Dann-Komponente vorliegt. Für beide Komponenten müssen empirisch ableitbare Sachverhalte vorliegen[57].

Der Projektleiter stellt zwei Hypothesen in das Zentrum seiner Betrachtung.

---

55 Vgl. Kromrey/Roose/Strübing 2016, S. 240 ff.
56 Vgl. Gröben/Wittig-Goetz (o.D.)
57 Vgl. Kromrey/Roose/Strübing 2016, S. 80 ff.

Hypothese 1:	Mit zunehmendem Alter steigt die Fehlzeit im Unternehmen aufgrund von krankheitsbedingter Abwesenheit.
Datengrundlage:	Unternehmensinterne Zahlen und Analyse durch Krankenkasse

Hypothese 2:	Mitarbeiter, die gesundheitsfördernde Angebote wahrnehmen, sind moti-vierter als andere Mitarbeiter.
Datengrundlage:	Mitarbeiterbefragung

Tabelle 3: Hypothesen und Datengrundlagen

Wie eingangs erwähnt, findet eine tatsächliche empirische Auswertung nicht statt. Deswegen wird im weiteren Verlauf dieser Arbeit angenommen, dass beide Hypothesen empirisch belegt werden konnten.

5.3 BFG Konzept

Im Unternehmen ABC konnte ein Zusammenhang zwischen krankheitsbedingten Ausfällen und der Altersstruktur der Mitarbeiter nachgewiesen werden. Je älter ein Mitarbeiter ist, desto höher ist durchschnittlich seine Anzahl an Fehltagen. Ebenfalls konnte nachgewiesen werden, dass Mitarbeiter, die an gesundheitsfördernden Programmen teilnehmen, im Durchschnitt motivierter sind. Derzeit nutzen aber nur rund ein Viertel der Befragten die angebotenen Programme. Ein Großteil der Befragten fühlt sich nicht ausführlich informiert oder bemängelt das bestehende Konzept im Unternehmen ABC als unzureichend. Als Konsequenz darauf beschließt die Personalleitung die Ausarbeitung und Einführung eines neuen Konzepts.

Das neue Konzept umfasst drei tragende Säulen. Diese sind Prävention, Gesundheit und Sport. Jeder Säule werden wiederum einzelne Maßnahmen zugeteilt.

Prävention	Gesundheit	Sport
Aufklärung	Gesundheitszirkel	Laufgruppe
Arbeitsplatzgestaltung	Ernährung	Rückenkurse
Arbeitszeitgestaltung	Therapieangebote	Fitnessstudio

Tabelle 4: Die drei Säulen des BGF-Konzepts

Die Prävention ist ein wichtiger Punkt innerhalb des Konzepts. Im Rahmen einer regelmäßigen Aufklärung sollen die Mitarbeiter über mögliche Gefahren informiert werden. Dabei wird ein Schwerpunkt auf die Gefahr von psychischen Erkrankungen gelegt. Am Arbeitsplatz selbst ist Sicherheit oberstes Gebot. Außerdem soll durch eine ergonomische Gestaltung, insbesondere der Stühle und Tische, körperlichen Beschwerden vorgebeugt werden. Ferner wird ein Gleitzeitsystem eingeführt.

Beim Punkt Gesundheit liegt der Fokus auf der Ernährung. In der Kantine wird zukünftig nur noch frische und vitaminreiche Nahrung angeboten. Frisches Obst wird täglich in den Büros ausgelegt. Daneben werden regelmäßig Gesundheitszirkel abgehalten und ein kostenloser Therapeut darf zukünftig auf Wusch genutzt werden.

Das Sportangebot wird stark ausgebaut. Zweimal in der Woche darf jeder Mitarbeiter während der Arbeitszeit an halbstündigen Läufen teilnehmen. Jeden Monat wird zudem ein Firmenlauf organisiert. In Kombination mit der ergonomischen Arbeitsplatzgestaltung werden Rückenschulen angeboten. Die Einrichtung eines eigen Fitnessraums wäre sehr kostspielig, deswegen hat man sich dazu entschieden, eine Kooperation mit einem Fitnessstudio aus der Umgebung einzugehen. Dadurch wird den Mitarbeitern künftig eine ermäßigte Mitgliedschaft ermöglicht.

Von besonderer Bedeutung ist neben der erfolgreichen Umsetzung aller genannten Maßnahmen, eine regelmäßige Kontrolle und Evaluation. Ziel ist eine Verbesserung und Legitimation der praktischen Maßnahmen. Schließlich ist betriebliche Gesundheitsförderung kein einmaliger, sondern ein fortlaufender Prozess.

6. Schlussbetrachtung

Die betriebliche Gesundheitsförderung ist ein durchaus interessanter und vielschichtiger Themenbereich. Es bietet jedem Unternehmen eine Vielzahl an Maßnahmen und Möglichkeiten. Dabei erzielt nicht nur das Unternehmen und somit die Arbeitgeber einen Mehrwert, sondern auch die Mitarbeiter und verschiedene andere Interessengruppen. Somit profitiert schlussendlich die ganze Gesellschaft von einer nachhaltigen betrieblichen Gesundheitsförderung. Dieser Effekt wird sich in Zukunft noch verstärken, denn Globalisierung, demographischer Wandel und Technisierung sind weiterhin auf dem Vormarsch. Vieles verändert sich und einiges bleibt dabei auf der Strecke. Das ist leider eben auch oftmals das Bewusstsein für das wohl wertvollste Gut des Menschen, die Gesundheit. Dies macht eine betriebliche Gesundheitsförderung umso wichtiger, denn sie stellt das Streben nach Gesundheit in den Mittelpunkt ihres Handelns. Gesunde Arbeiter sind zufriedener, motivierter und leistungsfähiger. Jedes Unternehmen, welches diesen Umstand nicht erkennt, ist auf kurz oder lang zum scheitern verurteilt. Natürlich darf dabei nicht vergessen werden, dass die betriebliche Gesundheitsförderung kein Selbstläufer ist. Schließlich existieren einige Regeln, die beachtet werden müssen. Insbesondere die rechtlichen Rahmenbedingungen müssen befolgt werden. Jedes Konzept muss ausführlich durchdacht und geplant werden. Erst dann können geeignete Maßnahmen angewendet werden, welche wiederum ständig angepasst und verbessert werden müssen.Es bleibt festzuhalten, dass die betriebliche Gesundheitsförderung keine Last ist, nach der gesellschaftlich und politisch verlangt wird, sondern vielmehr eine Chance für alle Beteiligten darstellt.

II Literaturverzeichnis

Aretz, Hans-Juergen/Hansen, Katrin (2002): Diversity und Diversity-Management im Unternehmen - Eine Analyse aus systemtheoretischer Sicht, Münster 2002.

Badura, Bernhard/Ritter, Wolfgang/Scherf, Michael (1999): Betriebliches Gesundheitsmanagement - ein Leitfaden für die Praxis, Berlin 1999.

Ballach, Sascha (2013): Betriebliche Gesundheitsförderung durch gesunde Gewohnheiten - Arbeitskreis Gesundheit und Gesundheitszirkel, online [http://betriebliche-gesundheitsfoerderung24.de/arbeitskreis-gesundheit-und-gesundheitszirkel/] (abgerufen am 05.07.2017).

Bambach, Marco/Kuhn-Fleuchaus (2011): Diversity Management - Unsichtbare Potentiale fördern, 4. Aufl., Stuttgart 2011.

Bode, Inna (2012): Betriebliche Gesundheitsförderung - Der Beitrag von Work-Life-Balance Konzepten, Hamburg 2012.

Brandenburg, Uwe (1999): Brandenburg, Uwe (1999) Rechnen sich Gesundheitsschutz und Gesundheitsförderung für das Unternehmen?, Bremerhaven 1999.

Buchner, Stefan (o.D.): UBGM - Kurzanleitung zur Durchführung von Betrieblichen Gesundheitszirkeln, online [http://www.gesundheitsmanagement24.de/praxiswissen-gesundheitsmanagement/betriebliche-gesundheitszirkel/] (abgerufen am 05.07.2017).

Döge, Peter (2004), Managing Diversity - Von der Anti-Diskriminierung zur produktiven Gestaltung von Vielfalt, Theorie und Praxis der Sozialen Arbeit, Nr. 3/2004, S. 11-16.

Deutsches Netzwerk für Betriebliche Gesundheitsförderung (2011): Luxemburger Deklaration zur betrieblichen Gesundheitsförderung in der Europäischen Union, online [http://www.d-nbgf.de/betriebliche-gesundheitsfoerderung/] (abgerufen am 24.06.2017).

Faller, Gudrun (2016): Lehrbuch Betriebliche Gesundheitsförderung, 3. Aufl., Bern 2016.

Gerlinger, Thomas/Rosenbrock, Rolf (2006): Gesundheitspolitik - Eine systematische Einführung, 2. Aufl., Bern 2006.

Gröben, Ferdinand (o.D.): Infoline Gesundheitsförderung - Arbeitszeitgestaltung, online [http://www.infoline-gesundheitsfoerderung.de/go/id/hdd/] (abgerufen am 07.07.2017).

Gröben, Ferdinand (o.D): Infoline Gesundheitsförderung - Instrumente im Überblick, online [http://www.infoline-gesundheitsfoerderung.de/ca/j/haf/] (abgerufen am 07.07.2017).

Gröben, Ferdinand/Wittig-Goetz (o.D.): Infoline Gesundheitsförderung - Betrieblicher Gesundheitsbericht, online [http://www.infoline-gesundheitsfoerderung.de/ca/j/hdk/] (abgerufen am 16.07.2017).

Hahnzog, Simon (2014): Betriebliche Gesundheitsförderung - Das Praxishandbuch für den Mittelstand, Wiesbaden 2014.

Hurrelmann, Klaus/Schmidt, Bettina (2000): Präventive Sucht- und Drogenpolitik - Ein Handbuch, Wiesbaden 2000.

Kromrey, Helmut/Roose, Jochen/Strübing Jörg (2016): Empirische Sozialforschung - Modelle und Methoden der standardisierten Datenerhebung und Datenauswertung mit Annotationen aus qualitativ-interpretativer Perspektive, 13. Aufl., Konstanz 2016.

Lexikon der Nachhaltigkeit (2015): Demographischer Wandel, online [https://www.nachhaltigkeit.info/artikel/deographischer_wandel_1765.htm] (abgerufen am 04.07.2017).

Mehlich, Harald/Pfannstiel, Mario (2016): Betriebliches Gesundheitsmanagement - Konzepte, Maßnahmen, Evaluation, Wiesbaden 2016.

Meyer, Jörn/Tirpitz, Alexander (2008): Betriebliches Gesundheitsmanagement in KMU: Widerstände und deren Überwindung (Kleine und mittlere Unternehmen), Köln 2008.

O.V. (2105): BGM Manufaktur - Demografischer Wandel - Herausforderung und Chance für BGM, online [http://www.bgm-manufaktur.de/chance-demografischer-wandel-bgm/] (abgerufen am 04.07.2017).

O.V. (2016): Gesundheit fördern – Gesundheit gemeinsam gestalten, online [https://gesundheits.de/gesundheit/ottawa-charta] (abgerufen am 30.06.2017).

O.V. (o.D): Betriebliche Gesundheitsförderung – Ausbildung zum Business-Health-Coach – Entwicklung, online [http://www.betriebliche-gesundheitsfoerderung-bgf.de/betriebliche-gesundheitsfoerderung/entwicklung] (abgerufen am 27.06.2017).

O.V (2017): Initiative Fachkräfte - Der Demographische Wandel und der Fachkräftemangel in Deutschland – Eine besondere Herausforderung für Deutschland, online [http://www.inifa.de/demographische-wandel/] (abgerufen am 04.07.2017).

Richer, Achim (2009): Gesundheit spart Steuern - (Neue) steuerliche Freiräume beim Gesundheitsmanagement, AuA, Berlin 2009.

Scholz, Christian (2014): Personalmanagement - informationsorientierte und verhaltenstheoretische Grundlagen, München 2014.

Steinbacher, Sabine (2009): Perspektiven von Diversity Management in der betrieblichen Gesundheitsförderung, Wien 2009.

Stuber, Michael (2006): Diversity Management in der Gesundheitsförderung - Zielgruppen und Zielgruppengenauigkeit im Wandel, Frankfurt a. M. 2006.

Wegener, Odilia (2013): Betriebliche Gesundheitsförderung durch gesunde Gewohnheiten - Public Health Strategien, online [http://betriebliche-gesundheitsfoerderung24.de/public-health-strategien/] (abgerufen am 27.06.2017).

Wegner, Björn (2009): Betriebliches Gesundheitsmanagement - in 6 Schritten zum Erfolg, online [http://www.ukbund.de/downloads/Fachinfornationen %20AP/Leitfaden_BGM1_pdf_Datei.pdf] (abgerufen am 22.06.2017).

Widmer, Edgar (1997): Medicus Mundi Schweiz - Die Erklärung von Alma Ata und ihre Umsetzung in der Schweiz, online [http://www.medicusmundi.ch/de/bulletin/mms-bulletin/primary-health-care-und-die-schweiz/themen/die-erklaerung-von-alma-ata-und-ihre-umsetzung-in-der-schweiz] (abgerufen am 27.06.2017).

Wienemann (2002): Universität Hannover, Referat zum 1. Kongress für betrieblichen Arbeits- und Gesundheitsschutz "Gesünder arbeiten in Niedersachsen", Braunschweig 2002, online [https://www.ihk-wiesbaden.de/standort/Gesundheit/Foerderung-und-Management/Betriebliche_Gesundheitsfoerderung_vs_Betriebliches_Gesundheits/1252792] (abgerufen am 17.06.2017).

WHO - Weltgesundheitsorganisation (2005): Entwurf des Elften Allgemeinen Arbeitsprogramms der WHO 2006–2015: Kurzfassung, online [http://www.euro.who.int/__data/assets/pdf_file/0007/88018/RC55_grc_2005_2.pdf] (abgerufen am 15.06.2017).

WHO – Weltgesundheitsorganisation (o.D.): Europa – Ottawa-Charta zur Gesunheitsförderung, 1986, online [http://www.euro.who.int/__data/assets/pdf_file/0006/129534/Ottawa_Charter_G.pdf] (abgerufen am 30.06.2017).

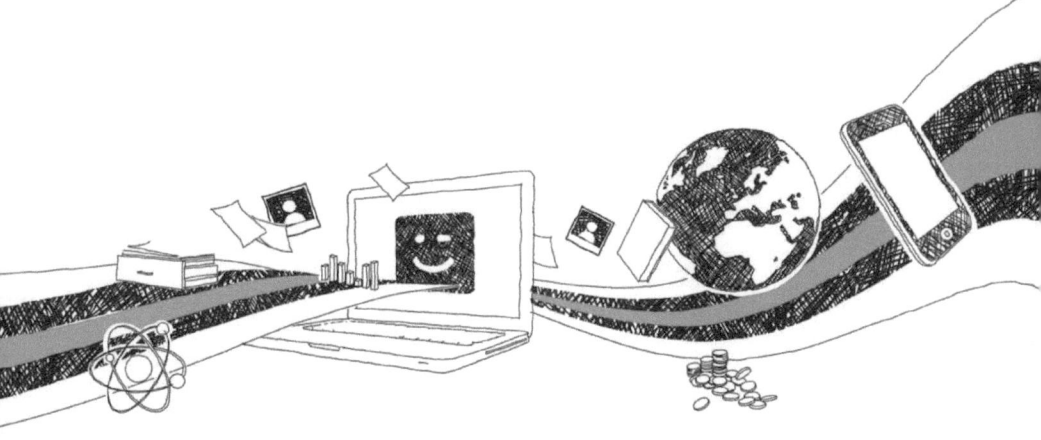
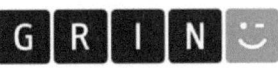